Martin

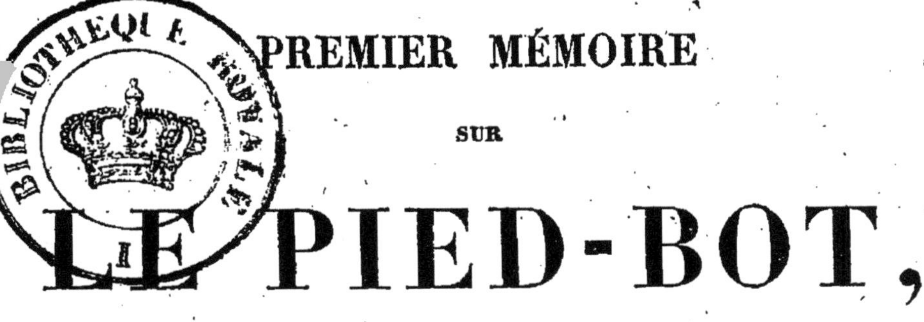

PREMIER MÉMOIRE

SUR

LE PIED-BOT,

Lu à l'Académie Royale de Médecine,

DANS SA SÉANCE DU 26 NOVEMBRE 1836,

PAR FERDINAND MARTIN.

MESSIEURS,

L'Orthopédie, naguère si négligée, ne figurait que pour
mémoire dans les ouvrages de chirurgie, même les plus complets : c'était comme à regret qu'on daignait lui consacrer un
article bien court : quelques lignes semblaient suffire à son
importance, et les auteurs en parlaient, moins pour la décrire,
que pour remplir un cadre tracé à l'avance. Pourquoi donc
cet oubli injuste? pourquoi ces dédains? C'est sans doute parce
que les chirurgiens, habitués à ne voir leur art que dans les
opérations qui réclament leurs mains armées du bistouri, n'ont
voulu considérer l'Orthopédie que comme une œuvre purement mécanique et digne tout au plus de fixer l'attention de
quelque ouvrier plus ou moins intelligent. Cependant, j'ai
hâte de le dire, elle a été, dans ces derniers temps, amplement
vengée du honteux oubli où elle était tombée, et grâce aux
travaux de Scarpa, de Delpech, de MM. Geoffroy-Saint-Hi-

laire, Serres, Cruveilher et de beaucoup d'autres encore, qui n'ont pas dédaigné de s'en occuper, elle tient aujourd'hui un rang honorable dans les sciences médicales et forme à elle seule une importante spécialité. C'est quelque chose, en effet, que de réparer les mutilations forcées de la chirurgie; c'est quelque chose que de rendre à des organes les fonctions dont ils étaient privés, tout en corrigeant de hideuses difformités!

Sans nous arrêter plus long-temps à ces considérations générales et pour ne pas abuser de vos momens, nous allons, Messieurs, exposer le plus brièvement qu'il nous sera possible le sujet qui nous a déterminé à solliciter une lecture. L'étude particulière que nous avons faite des difformités et une pratique de vingt années, nous ont permis de rectifier, nous le croyons, quelques erreurs et de découvrir quelques vérités nouvelles; mais nous ne croirons à leur importance et à leur réalité que lorsque vous leur aurez donné votre haute sanction. C'est donc aussi pour nous éclairer nous-même sur la valeur de notre travail que nous venons aujourd'hui le soumettre au jugement solennel de votre expérience et de votre impartialité.

Le pied-bot constitue, sans contredit, une des difformités les plus fréquentes et peut-être aussi une de celles qu'il est le plus difficile de bien guérir. Nous n'en voulons pour preuve que les moyens violens qu'on a proposés contre elle. Par cette raison nous nous occuperons d'elle tout d'abord. Au reste l'occasion est favorable; car nos idées doivent contraster singulièrement avec celles qu'on vient d'émettre, et la simplicité des moyens que nous proposons servira à faire ressortir davantage les dangers de ceux qu'on n'a pas craint de préconiser comme innocens et d'une facile exécution. Mais pour procéder avec méthode, et surtout pour moins fatiguer votre attention sur un sujet d'ailleurs si aride en lui-même, nous diviserons ce que nous avons à dire en trois parties différentes, qui feront chacune l'objet d'une courte lecture ; car nous ne parlerons que des points que nous croyons avoir éclaircis et qui nous paraîtront offrir quelque importance. Nous traiterons, dans la première partie, de l'étiologie du pied-bot ; dans la deuxième, de son anatomie ; dans la troisième enfin, de son traitement.

PREMIÈRE PARTIE.

ÉTIOLOGIE DU PIED-BOT.

La difformité qui constitue le pied-bot, comme l'ont dit tous les auteurs, peut être congéniale ou acquise. Nous avons essayé, en réunissant nos recherches à celles que la science possédait déjà, d'établir un rapport exact, un point de vue de leur fréquence relative ; mais malheureusement il nous a été impossible d'arriver à un résultat positif : nous n'avons pas de données suffisantes, et pour nous, le problème reste encore à résoudre.

Nous ne voulions d'abord parler que du pied-bot congénial, parce qu'il offre plus d'importance que l'autre, parce que son étiologie est beaucoup plus obscure et aussi parce que son traitement, quoique plus facile, exige plus de soins et de ménagemens ; cependant, pour compléter notre travail, nous croyons devoir dire aussi quelques mots sur l'accidentel, mais nous nous en tiendrons à des aperçus généraux.

Il est un certain nombre de professions qui favorisent le développement du pied-bot accidentel et qui concourent à faire faire des progrès plus rapides à celui qui vient de naissance. Ainsi, par exemple, les tailleurs par suite de la situation particulière qu'ils prennent pendant leur travail, nous ont paru offrir un léger renversement du pied en dedans, même ceux qui à leur naissance avaient cet organe dans des proportions et une direction parfaitement normales. On conçoit du reste facilement comment la situation dont nous venons de parler peut amener de pareils résultats. Il est évident, en effet, que le pied se trouve constamment dans une direction vicieuse et que la majeure partie du poids de la jambe agissant sur son bord externe doit nécessairement tendre à la renverser un peu du côté opposé.

L'exercice prématuré de la danse favorise le développement du pied équin et chez un grand nombre de danseurs de profession, le calcaneum sans cesse sollicité en haut par des muscles vigoureux nous a paru offrir un léger allongement marqué dans son extrémité postérieure et un léger effacement de la voûte qu'il forme inférieurement. Chez un grand nombre aussi le pied est comme ramassé, quoique très régulier, et l'articulation tibio-tarsienne se trouve située sur un plan *en apparence* plus antérieur que sur les pieds ordinaires, comme si, par suite d'une station prolongée sur la pointe du pied, le poids du corps avait fait glisser en avant les extrémités inférieures du tibia et du péroné. Les pieds généralement petits et bien faits de nos parisiennes se rapprochent un peu de cette conformation : ne pourrait-on pas l'attribuer à une cause analogue? En effet elles sautent plutôt de pavé en pavé et sur la pointe du pied, qu'elles ne marchent régulièrement.

Le pied-bot congénial, quelque difforme qu'il soit au moment de la naissance, n'est jamais porté si loin qu'on ne puisse facilement, dans les premiers temps, le ramener, à l'aide de la main, presque à sa direction normale. Jusqu'ici, en effet, les ligamens lâches et peu résistans se prêtent facilement aux tractions qu'on exerce sur eux et les os peu modifiés dans leur configuration naturelle n'y apportent que de faibles obstacles; mais aussi, par une sorte de compensation malheureuse et précisément à cause de cette structure même, les causes les plus légères en apparence peuvent avoir des résultats funestes, car les déviations sont d'autant plus faciles que les surfaces articulaires sont plus aptes à glisser les unes sur les autres et par conséquent à quitter leurs rapports naturels. Dans ces circonstances et même sans qu'il y ait aucun changement appréciable dans la forme du pied, un emmaillotement mal fait et la pression exercée par le bras de la nourrice suffisent pour commencer une difformité à laquelle des causes nouvelles viendront bientôt ajouter. Parmi ces dernières, la marche prématurée est sans contredit la plus puissante. Alors, en effet, le poids du corps et les muscles eux-mêmes en agissant dans une direction qui n'est plus celle que la nature leur avait primitivement assignée, concourent d'une manière fort active au renversement en question. Ajoutons encore le développement organique des parties, qui alors est dans toute sa force et qui, se poursuivant sur des os déjà mal harmonisés, aide aussi, dans quelques circonstances, sinon à les déformer encore, du moins à rendre leur réduction ultérieure d'une difficulté plus grande.

Les spasmes des muscles, leurs contractures ou leur paralysie partielle, doivent être rangés parmi les causes les plus propres à produire le pied-bot accidentel. Les cas de ce genre sont si fréquens, ces causes sont si généralement admises que c'est à peine si nous osons en citer des exemples. Nous rappellerons cependant que M. Blandin a vu une jeune fille chez laquelle il survint un *varus* par suite d'un coup violent qui contondit le nerf sciatique poplité interne sur le col du péroné. L'adduction était due évidemment ici à l'action, non équilibrée, des muscles adducteurs. Nous rapporterons également un cas remarquable de ce genre, que nous devons à l'obligeance du D' Arnal : Il s'agit d'un blessé de juillet 1830. La balle, en traversant supérieurement l'espace inter-osseux, atteignit dans sa route le nerf tibial ; d'après le diagnostique porté par Dupuytren, de là paralysie presque complète de la plupart des muscles de la partie postérieure de la jambe ; il survint consécutivement à cette lésion un renversement du pied en dehors (valgus). Le blessé reçu à la maison de convalescence de St-Cloud, où le D' Arnal eut l'occasion de l'observer, ne présenta d'abord qu'une difformité peu considérable ; mais plus tard le renversement devint complet malgré un appareil qu'on appliqua dans le but de s'y opposer.

Delpech cite un exemple de pied-bot très prononcé par suite de douleurs aiguës, développées à la cuisse, qui s'étendirent aux muscles de la jambe et qui en amenèrent la contracture. Les plaies avec perte de substance produisent quelquefois des résultats analogues ; de même les abcès profonds. Nous avons traité un sujet chez lequel une succession d'accidens de ce genre à la partie postérieure de la jambe nécessita un grand nombre d'incisions : des adhérences aux os et une retraction considérable des muscles en furent la conséquence ; et le renversement du pied fût porté à un degré extrême. Nous dirons plus tard comme nous sommes parvenus à en obtenir la guérison.

Quelquefois l'aponévrose plantaire elle-même, assurent quelques auteurs, soit qu'elle se rétracte, soit que son developpement ne réponde pas exactement à celui des autres parties constituantes du pied, devient cause prédisposante du renversement. Nous ne serions pas embarrassés d'en citer un grand nombre d'exemples ; qu'il nous suffise de dire ici, en peu de mots, que nous réprouvons toute opération sanglante pratiquée dans le but de vaincre la résistance de cette aponévrose, parce que nous sommes toujours parvenus jusqu'ici à la maîtriser en lui opposant des appareils convenablement disposés; nous en dirons autant pour la main. Le bistouri est plus expéditif sans doute dans l'un et l'autre cas ; mais il est loin d'être toujours innocent, et s'il convient mieux à l'amour-propre des chirurgiens, il n'en est pas de même pour l'intérêt du malade, devant lequel toute considération personnelle doit s'effacer. Nous montrerons même plus tard en quoi l'emploi des machines doit lui être préférable.

Les fractures de la maléole externe, mal traitées et mal consolidées, les caries des os qui concourent à l'articulation tibio-tarsienne, les entorses négligées, les chaussures mal faites, etc., sont autant de causes qui nous ont paru propres à produire la difformité qui nous occupe; enfin, il n'en est pas jusqu'aux ulcères, plaies, cors, ou toute autre tumeur située sur le bord externe ou à la plante du pied, qui, en forçant les malades de marcher dans une direction vicieuse, pour prévenir la douleur, ne puissent à la longue produire des résultats analogues.

Si nous avons cité cette série de causes, c'est que nous avons eu l'occasion d'observer dans notre clientelle particulière ou dans les hopitaux des cas de pieds-bots produits par chacune d'elles; sans cela nous n'en aurions pas parlé. Mais en voilà assez sur ce sujet que nous n'avons voulu qu'ébaucher et passons immédiatement au pied-bot congénial.

PIED-BOT CONGÉNIAL.

Tous les auteurs qui ont écrit sur les difformités, se sont efforcés, avec des chances diverses, de découvrir le véritable mécanisme de la formation du pied-bot. Les uns pleins de confiance et obéissant, sans doute malgré eux, à des idées préconçues, ont hardiment posé des principes que l'expérience a cependant démentis peu de temps après; d'autres plus modestes et plus prudens ont avoué leur impuissance et se sont contentés d'émettre des doutes et des conjectures; ceux-ci s'abandonnant aux inspirations de leur imagination, ont créé l'explication au lieu de la chercher; ceux-là, moins heureux encore, sont tombés dans des suppositions absurdes, également réprouvées par les faits et la sage interprétation des lois qui régissent l'organisation; c'est du reste ce qu'il nous sera facile de démontrer en jetant un coup d'œil rapide sur les divers auteurs qui se sont occupés du sujet dont il s'agit.

HIPPOCRATE, qui, le premier parmi les anciens, a parlé clairement du pied-bot, prouve, par ce qu'il en dit en divers passages, mais particulièrement dans son traité *de articulis*, qu'il avait une très bonne idée de ce genre de difformité. Il indique aussi les moyens qu'il croit le plus propres à en obtenir la guérison; mais il ne s'est pas prononcé sur l'étiologie. Cependant il dit (Hipp. trad. d'après l'édit. de Foes, tome 2, page 395. art. de la génération.) « Il y a encore une » manière dont les enfans sont mutilés; c'est lorsque *la matrice* » *est trop étroite*. Les mouvemens de l'enfant qui est fort tendre, se passant dans un lieu où il est trop serré, il faut bien » que les membres s'y mutilent. Il en est ainsi des racines qui » viennent dans la terre; quand il n'y a pas assez de fond ou » qu'elles rencontrent quelques pierres ou quelqu'autre corps » dur, ne deviennent-elles pas toutes tortueuses, grosses dans » un endroit, minces dans l'autre? Il en arrive de même au » fœtus dans la matrice, si quelque partie de son corps se » trouve plus serrée que l'autre. » Après lui les auteurs en ont à peine fait mention et *Oribase*, cet intrépide mais fasti-

dieux compilateur, lui qui a décrit et figuré tant d'appareils et de machines inventés par l'esprit fécond des Grecs et des Alexandrins, ne nomme pas même le pied-bot. Plus tard on ne s'en occupe pas davantage et il faut descendre jusqu'à *Amb. Paré* pour en trouver; nous ne dirons pas une description, mais du moins une indication suffisante. Pour prouver que ce célèbre chirurgien connaissait parfaitement ce genre d'affection, voyons plutôt, il dit en effet : « quelquefois ce vice vient dès le ventre
» de la mère, laquelle pendant sa grossesse, s'est tenue trop lon-
» guement assise les jambes croisées, ou pour ce que la mère a
» tel vice ou pour la mauvaise figure qu'aura tenue la nourrice
» envers l'enfant pour ne l'avoir pas tenu droit ou pour avoir
» pressé et tourné le pied contre sa figure naturelle, etc. »

Nous ne nous arrêterons pas à refuter les erreurs nombreuses contenues dans ces quelques lignes; leur simple énonciation doit nous suffire. L'une d'elles, pourtant, mérite que nous la signalions d'une manière particulière, non qu'elle soit importante, mais parce que de notre temps encore, quelques auteurs ont tenté de lui donner du crédit : nous voulons parler de l'hérédité du pied-bot; toutefois qu'il nous suffise de la repousser provisoirement. Plus tard, en la rattachant à la théorie que nous devons developper, nous indiquerons les raisons qui nous ont déterminé à adopter une opinion précisément inverse de celle d'*Ambroise Paré.*

Dionis, qui a consacré un article, du reste fort court, sur la difformité qui nous occupe, ne se prononce pas sur la cause qui peut produire celle de naissance. Il accepte le fait sans chercher à en donner l'explication; cependant il est facile de juger, par un exemple qu'il cite, qu'il serait assez disposé à considérer le pied-bot comme un résultat de l'imagination de la mère. Il parle en effet, à ce propos, d'un de ses parens dont la mère, assure-t-il, grosse de lui, avait regardé attentivement un gueux qui avait le pied tout à fait tourné en dedans , puis il ajoute : *car il naquit avec une pied fait comme celui du gueux.* On sait aujourd'hui à quoi s'en tenir sur ces prétendus effets de l'imagination de la mère. Nous n'insisterons pas davantage, puisque nous verrons que tout s'explique parfaitement par la simple intervention d'une cause purement mécanique, nous dirons seulement , sans crainte de nous tromper, que Dionis, trop préoccupé des idées de son époque, a eu tort de trouver une corrélation de cause à effet, là où il n'y avait qu'une bizarre coïncidence, et que dans tout cela son imagination a beaucoup plus fait que celle de sa parente.

Duverney cherchant à se rendre compte de la cause des déviations des pieds, croit en dire assez en avançant qu'ils sont ainsi contournés par la mauvaise situation qu'ils sont obligés de garder dans la matrice. Sans doute ; mais quelle est la cause de cette mauvaise situation ? C'est ce qu'il ne dit pas ; or c'est là qu'est toute la question. Il dit plus loin que cela arrive également par la faute de la sage-femme qui , dans une couche laborieuse, manie trop rudement les membres de l'enfant, en change et en corrompt la figure. Mais cette explication est évidemment inadmissible. Si en effet des efforts trop violens et mal dirigés , peuvent produire des luxations, ils ne sauraient en aucun cas produire l'ensemble des phénomènes qui constitue le pied-bot. Ces changemens de forme sont trop différens l'un de l'autre pour qu'on puisse les confondre, et très certainement si les pieds n'avaient souffert que des tractions vicieuses de la part de la sage-femme, si leurs nombreuses surfaces articulaires n'avaient déjà subi quelques modifications plus ou moins profondes, les organes reprendraient vite et facilement leur disposition normale. Ajoutons une dernière considération contre l'opinion de

Duverney ; c'est qu'on voit tous les jours des enfans affectés de pieds-bots naître de femmes qui ont accouché naturellement et en quelques efforts. Enfin cet auteur, comme s'il avait douté lui-même de la réalité de l'explication précédente, a cru devoir ajouter plus loin la considération qui suit : « Ces » contorsions, dit-il, dépendent uniquement de l'inégale » tension des muscles et des ligamens ; car ceux qui sont » extrêmement tendus tirent de leur côté, tandis que les » autres obéissent à leur relâchement. » Nous passerions volontiers sur les contradictions évidentes qui règnent dans tout ce que Duverney a écrit sur le pied-bot ; mais nous dirons que son dernier raisonnement manque de logique : il a pris ici la cause pour l'effet. Cette erreur a été du reste relevée et combattue par Scarpa, et dans ces derniers temps Delpech lui a vainement prêté l'appui de son talent et l'assurance toute méridionale de ses affirmations. Les objections que le professeur de Pavie a fait valoir contre l'opinion de Duverney s'appliquent donc parfaitement à celle de Delpech puisqu'elle est identiquement la même.

Desbordeaux, dans sa *Nouvelle Orthopédie*, a dit (page 126) qu'il arrive quelquefois que, faute d'un espace suffisant dans le sein de leur mère, les enfans naissent pieds-bots. Il y a déjà là une opinion un peu plus avancée que celle des auteurs précédens ; mais encore, pour être juste, devons-nous faire remarquer qu'Hippocrate en avait dit à peu près autant, bien avant lui. Il est dommage que Desbordeaux n'ait pas su mettre à profit les progrès que la science avait faits à son époque ; qu'il se soit arrêté en route, qu'il n'ait dit que la moitié de ce qu'il devait dire et qu'il n'ait pas cherché à se rendre raison de la cause de ce manque d'espace, qu'il croit propre à produire les déformations des pieds. Au lieu d'embrasser la question et de la résoudre, il a mieux aimé la tourner; la tâche qu'il a choisie était en effet plus commode et plus facile.

Scarpa, malgré son beau travail sur les pieds-bots, malgré ses nombreuses recherches, n'ose cependant pas se prononcer sur la cause première de cette déformation. Il accepte l'opinion générale, mais encore ne l'accepte-t-il que sous la forme du doute, car il dit : « Si maintenant, avec la majeure partie » des chirurgiens, on *suppose* que la torsion du pied en dedans » provient d'une mauvaise situation forcée de l'enfant dans » la matrice, etc. » Nous sommes donc autorisés à conclure de ce qui précède que Scarpa lui-même a ignoré la véritable cause du pied-bot.

Duverney et Delpech, comme nous venons de le voir, ont considéré le raccourcissement originaire des muscles et des ligamens comme la cause première des déviations. *Scarpa*, au contraire, soutient que la torsion vicieuse des os du tarse commence; qu'il résulte de là un rapprochement du point d'insertion de quelques muscles, l'éloignement de quelques autres, que l'harmonie de leur action se trouve ainsi rompue et que par suite l'effort musculaire s'ajoute aux autres causes de déviation et cela dans un rapport proportionnel à l'étendue actuelle de la déformation. Cette manière de considérer la question est certainement plus rationnelle et plus vraie, et cependant elle nous paraît encore avoir, même sous cette forme, un sens trop large, trop général. Nous pensons en effet, (et notre opinion est fondée sur une longue expérience) que l'action musculaire ne pourrait, dans la majeure partie des cas, intervenir efficacement dans la production de la difformité dont il s'agit que par l'aide d'autres causes, telles, par exemple, qu'un emmaillottement mal fait et la marche prématurée. Nous dirons à l'appui de notre manière de voir qu'il existe, dans l'économie animale, une force innée, toujours active, qui est chargée de donner aux organes la direction la plus favorable au libre exercice de leurs fonctions et que pour cela nous nommerions volontiers *Taxomorphe*, force qui lutte sans cesse contre les causes extérieures de déviation et qui toujours en attenue l'effet ; force enfin qui suffit souvent à elle seule pour faire disparaître des difformités contre lesquelles l'art est resté impuissant. Eh bien ! cette force, dont les auteurs n'ont pas tenu compte, nous a paru, dans maintes circonstances, suffisante pour redresser spontanément des pieds-bots de naissance dont le renversement n'était pas extrême, et pour cela il nous a suffi d'abandonner les membres à toute la liberté de leurs mouvemens et d'éviter, bien entendu, les causes extérieures qui auraient pu contrarier son action réformatrice. Enfin les muscles eux-mêmes, malgré leur tendance vicieuse, se sont soumis à sa toute-puissance.

Comme on le voit, nous sommes déjà loin de l'opinion généralement reçue ; mais n'anticipons pas, nous parlerons plus tard de cette force. Ce n'est pas ici le lieu d'entrer dans les développemens auxquels elle peut prêter. Qu'on pense bien pourtant que notre intention n'est pas de soutenir qu'elle pourrait être suffisante dans toute espèce de cas, ce serait une exagération à laquelle nous n'avons jamais songé ; très certainement elle serait impuissante pour ramener à leurs rapports naturels des surfaces articulaires qui se seraient presque entièrement abandonnées ou qui auraient disparu ; nous entendons parler seulement des pieds-bots pris au moment même de la naissance et vierges de toute influence extérieure. A cette époque, en effet, les os du tarse ne sont, le plus souvent, que très légèrement modifiés dans leurs configurations normales. Cela dit, revenons à l'examen historique que nous avons entrepris.

M. *Divernois*, dans son essai sur la torsion des pieds, n'a pas été plus heureux que les auteurs précédens : il n'a fait que répéter ce qu'ils avaient dit eux-mêmes, et malgré le retentissement qu'il a su donner à sa monographie, nous n'y avons pas pu trouver une seule idée qui nous ait paru digne d'être rapportée. C'est du reste toujours la même manière de voir ; il ne trouve de causes au pied-bot congénial que dans une inégalité indéfinie des forces musculaires, et pour nous servir de ses propres expressions : *Dans une lésion quelconque des ligamens.* Mais quelle est la nature de cette lésion ? Sous quelle influence se produit-elle ? Il l'ignore, il n'en parle même pas. Divernois s'est payé de vains mots. Il ne s'est évidemment jamais occupé du pied-bot en médecin ; il n'a vu là qu'une occasion d'appliquer un appareil plus ou moins utile, et voilà tout.

Il est des idées tellement vraies, grandes, philosophiques, qu'elles résument admirablement tous les faits analogues et qui ne s'attachant qu'aux caractères généraux, embrassent dans leur large étendue les choses, en apparence, les plus disparates et les plus opposées : Telle est, par exemple, celle qui rapporte toutes les monstruosités à un arrêt de développement. Eh bien ! le pied-bot lui-même peut tout naturellement et sans qu'il *soit* besoin de forcer les traits de ressemblance, être rattaché à cette belle et féconde théorie. Nous savons bien, cependant, qu'en s'en tenant à la stricte définition de l'arrêt de développement, la difformité qui nous occupe se prêterait avec peine, dans toutes ses variétés, à ce rapprochement ; car toutes ne représentent pas un état normal dans les premiers temps de la vie intra-utérine. Il est évident, en effet, que le renversement du pied en dehors offre au contraire un effet tout-à-fait anormal, quelle que soit l'époque de la vie à laquelle on l'observe ; mais comme chacun sait, cette dernière espèce de pied-bot se manifeste très rarement avant la naissance. Pour notre compte nous croyons qu'on ne doit pas ranger le pied équin parmi les difformités de naissance, et nous dirons que nous n'avons jamais eu l'occasion d'en observer un seul cas. Nous irons même plus loin et nous croyons pouvoir affirmer que les auteurs n'en ont pas rapporté un seul cas authentique; nous n'en avons du moins trouvé aucun dans ceux que nous avons parcourus et nous en avons cependant lu un grand nombre.

Au reste, il ne faut pas trop restreindre le sens qu'on doit attacher à l'arrêt de développement, mais l'étendre autant qu'il pourra s'y prêter, tout en restant dans les limites des rapports généraux : Ainsi nous dirons qu'il y a arrêt de développement dans toutes les espèces de pieds-bots, parce que, comme l'ont observé Scarpa et Delpech, ces organes sont plus petits que les autres et comme atrophiés dans leur masse; parce que, pris séparément, tous les os du tarse ne sont pas, à parité d'âge, aussi bien développés que dans les pieds bien conformés; parce qu'il existe une différence relative au corps des os, à leurs saillies, à leurs tubérosités, à leur degré de solidité; parce que la jambe elle-même, ordinairement bien conformée, est cependant quelquefois grêle dans sa totalité et particulièrement vers le milieu de son étendue et que les orteils n'ont pas, le plus souvent, la longueur voulue et sont comme ramassés sur eux-mêmes. Toutes ces différences dans le volume, le développement sont faciles à constater chez les individus qui n'ont qu'un seul pied affecté de difformité. Enfin nous ajouterons, pour compléter ce tableau de ressemblance, que la majeure partie des monstres sont aussi affectés de pieds-bots. Il suffira pour s'en convaincre de jeter un coup-d'œil sur les planches où M. *Geoffroy-Saint-Hilaire* les a fait représenter. Très certainement ce n'est pas là une simple coïncidence. Nous ajouterous que nous avons observé deux cas de spina-bifida chez des enfans affectés de pieds-bots.

Mais comment expliquer cet arrêt de développement dans le cas où le pied-bot est la seule difformité qui existe? Quelle en est la cause directe, immédiate? Nous ne pensons pas qu'il faille, à l'exemple de *Delpech*, en faire remonter la source à la moëlle épinière, et tout rapporter à un vice mal défini d'innervation musculaire. Les nerfs en effet, soit dit en passant, nous ont toujours paru, ainsi que nous le démontrerons plus tard, aussi développés, ou à peu près, que dans l'état ordinaire. Nous pensons pour notre part, que l'arrêt de développement du pied doit trouver son explication dans la pression exercée par la matrice elle-même, comme on va le voir tout-à-l'heure, et dans la situation forcée dans laquelle se trouve l'organe dévié. Cette situation doit évidemment gêner, d'un côté, les fonctions du système nerveux, d'un autre, celle des vaisseaux : or, il n'en faut pas davantage pour que le développement soit modifié; ici tout s'explique sans effort. Voici du reste un exemple remarquable qui prouve mieux que tout ce que nous pourrions dire, jusqu'à quel point une compression locale et un obstacle apporté à la circulation, peuvent amener, chez le fœtus, des résultats funestes.

Un enfant que notre ami, le docteur Blandin, a observé avec nous, vint au monde ayant le cordon ombilical contourné trois fois sur la partie inférieure de la jambe gauche (voir fig. 9.) La compression exercée par le cordon avait été telle, qu'à l'âge de vingt-deux mois, lorsque nous avons examiné cet enfant, la jambe offrait encore trois sillons profonds qui persisteront certainement pendant toute sa vie. On aurait dit au premier abord, qu'à leur niveau, la peau et les muscles avaient été emportés circulairement jusqu'aux os; mais ce n'était pas tout, il y avait deux pieds-bots en dedans très prononcés et un arrêt de développement plus remarquable encore. Les orteils, presque tous dépourvus d'ongles, dépassaient à peine le niveau de la membrane inter-digitale ; le gros orteil du pied droit et le second du même côté se faisaient surtout remarquer par une extrême petitesse ; ce pied dans sa totalité ressemblait à une masse de chair informe. Enfin les mains elles-mêmes avaient subi des déformations analogues, les doigts étaient également privés d'ongles et plusieurs réunis par des membranes à la manière des palmipèdes.

Nous ne tirerons, dans ce moment, aucune conséquence de cette curieuse observation ; nous l'abandonnerons à des esprits plus habitués que nous à interpréter ces sortes d'écarts de la nature et nous nous contenterons de faire remarquer que la mère de cet enfant a éprouvé du troisième au cinquième mois de sa grossesse, une douleur fixe sur un point de l'abdomen ; que son ventre d'abord peu volumineux a pris rapidement un accroissement assez considérable. Nous prions de retenir cette circonstance parce qu'elle se rattache directement à la théorie que nous allons développer.

Quelques auteurs ont rapporté les déformations du pied à une disposition originellement vicieuse des os du tarse, d'autres à l'insertion contre nature de l'un ou de plusieurs des tendons puissans qui viennent s'y rendre. Nous ne saurions pour notre compte accepter ni l'une ni l'autre de ces manières de voir, parce qu'elles sont contraires à notre observation de tous les jours ; parce qu'en admettant même leur possibilité, elles ne peuvent être constatées que dans des circonstances fort rares et parce que ces prétendues causes se manifestent comme de simples effets et avec les mêmes caractères, dans les cas de pieds-bots accidentels.

Si nous ne craignions d'être trop longs, nous nous arrêterions également quelques instans à une opinion émise par *Delpech* et nous nous attacherions à en faire ressortir le peu de fondement; mais nous nous contenterons de l'énoncer. Cet auteur, en effet, poussé par le désir souvent dangereux de dire des choses nouvelles, a avancé que tout pied-bot commence par être équin, que ce dernier constitue la déviation préliminaire et que ce n'est que secondairement qu'il se renverse en dedans ou en dehors. Mais ce n'est là qu'une idée jetée au hasard et sans preuves, ce n'est nullement un fait constaté directement par l'observation. *Delpech* a pris pour une réalité ce qui n'était au fond qu'une conception de son esprit, qu'une simple supposition.

La plupart des auteurs modernes, qu'il nous reste encore à examiner, n'ont pas été plus heureux que leurs prédécesseurs dans leurs recherches sur l'étiologie du pied-bot. *Dupuytren*, dans ses leçons orales, dit en effet que les causes qui peuvent déterminer ou favoriser le développement de pareilles déviations dans le sein de la mère, sont peu connues et peu faciles à apprécier. *Boyer* s'exprime à peu près de même. M. *Maisonnabe* dit aussi : l'ignorance de la cause de la difformité qui nous occupe, etc. Ils n'en connaissaient donc pas la cause réelle. Enfin M. le professeur *Cruveilher* a émis une opinion nouvelle sur cette étiologie jusqu'ici si obscure, mais ce n'est pas ici le lieu d'en parler, nous allons bientôt y revenir.

Telles sont, si nos recherches ne nous ont pas trompé, les idées principales que les auteurs ont tour à tour avancées sur la cause première du pied-bot congénial. Mais il ne suffit pas d'avoir indiqué en quoi elles nous semblent inadmissibles. Une tâche plus importante nous reste encore à remplir; c'est de prouver que nous avons mieux compris qu'on ne l'a fait jusqu'ici, la véritable étiologie de cette difformité ; or voici, en peu de mots, le résultat de nos observations et la théorie qui nous paraît en découler.

Cependant, avant d'aller plus loin, nous croyons devoir avertir que *Chaussier* avait soupçonné une partie des phénomènes que nous allons décrire. Déjà, en effet, il avait indiqué comme cause probable du pied-bot de naissance, la mauvaise situation du fœtus dans le sein de sa mère, la difficulté que la matrice a pu trouver à s'étendre et surtout le peu d'abondance des eaux de l'amnios dans les derniers temps de la grossesse. Cet observateur, du reste, n'a pas passé outre; il n'a fait que soulever un coin du voile et il s'est contenté d'exprimer le désir que ses *suppositions* (car c'est ainsi qu'il s'exprime lui-même) soient vérifiées et soumises au creuset de l'expérience. Mais nous irons plus loin, et nous dirons que Chaussier n'est pas le premier qui ait soupçonné que l'absence des eaux de l'amnios pouvait devenir cause de pieds-bots; quelques auteurs ont cru l'entrevoir bien avant lui, mais comme lui aussi ils n'en ont parlé que sous la forme du doute, et comme d'une chose possible et nullement comme d'un fait démontré. *Drelincourt* est peut-être de tous celui qui est allé le plus loin à cet égard; et cependant voyez combien son langage est vague, combien peu d'importance il ajoutait lui-même à ce grand fait qu'il se contente d'exprimer d'une manière générale et en quelques mots! Il dit en effet : (Biblioth. anat., p. 753 Périoche LIII). Nam utero sicco fœtum undique stringente, cerei et flexibiles ejus artus mucosaque membra in pravam omninò figuram detorquerentur.

Le soupçon que nous venons d'indiquer était donc depuis long-temps acquis à la science; mais, on en conviendra sans peine, c'était là une acquisition assez peu importante pour elle. Des soupçons, en effet, ne font pas ses progrès; et s'il fallait rapporter à de simples suppositions l'honneur des résultats qu'elles ont pu provoquer, il n'est peut-être pas une seule découverte moderne qui fût la propriété exclusive de son inventeur : nos pères auraient réellement tout trouvé; mais nous irons plus loin : nous accorderons volontiers, si l'on veut, que les auteurs que nous venons de citer ont droit à l'honneur de la première idée, bien qu'ils n'aient émis qu'un doute bien vague. On ne nous contestera pas du moins de l'avoir développée et fortifiée par des faits authentiques. Au reste, nous l'avouerons avec franchise, c'est le hasard seul et non la lecture des auteurs dont nous venons de parler, qui nous a mis sur la voie de l'étiologie que nous allons donner, et voici comment :

En 1823, un enfant nous fut adressé par le célèbre *Dupuytren*. Il venait de naître; il était d'un volume assez considérable et était affecté de deux pieds-bots en dedans. En l'examinant avec attention, et en l'abandonnant à lui-même, nous fûmes frappés de la situation qu'il fit prendre à tout son corps; c'était absolument celle qu'il avait dans la matrice. Les cuisses, en effet, se fléchirent sur le bassin, les jambes sur les cuisses, les pieds vinrent s'appliquer immédiatement sur les fesses, et le corps entier ne forma plus qu'un tout arrondi qui représenta un ovoïde parfait dont la tête constituait la grosse extrémité. On peut du reste en prendre une idée exacte par les figures 2 et 3. Nous les avons prises le jour même que nous avons observé l'enfant. Les pieds étant poussés l'un contre l'autre, notre première idée fut de rapporter cet effet à une pression exercée directement sur eux par la matrice, et nous pensâmes *à priori* que la mère n'avait dû rendre qu'une très petite quantité d'eaux. Nos pressentimens ne nous avaient pas trompé. Nous étant transporté le lendemain chez l'accouchée, pour en obtenir les renseignemens qui nous étaient nécessaires, nous avons recueilli les circonstances suivantes : Cette femme avait une taille élancée; son ventre n'avait été que peu volumineux pendant tout le cours de sa grossesse; à dater du sixième mois elle avait ressenti une douleur fixe vers la région épigastrique, un peu à droite de la ligne médiane et une pesanteur continuelle vers le col de l'uterus; chaque mouvement de l'enfant lui faisait éprouver une sensation pénible dans divers points du ventre. L'accouchement avait du reste marché avec une lenteur insolite, et, au rapport de la mère, c'est à peine s'il s'écoula deux cuillerées de liquide amniotique lors de l'ouverture de la poche.

Tous ces renseignemens, comme on le voit, répondaient parfaitement à nos prévisions : aussi dès ce moment n'avons-nous plus eu de doute ; l'absence des eaux de l'amnios nous expliquait, d'une manière suffisante, toutes les circonstances qui avaient accompagné la gestation, les lenteurs de l'accouchement et surtout le renversement des pieds.

Sur ce sujet en effet le pied droit reposait sur le gauche, ainsi que nous l'avons fait représenter. Il nous fut facile alors de comprendre comment les deux pieds, rencontrés par les parois de la matrice, avaient été renversés en dedans et étaient venus se croiser l'un sur l'autre : le premier , par le fait même de sa situation, se trouvant pour ainsi dire hors de rang et par conséquent exposé à une forte pression de la part de la matrice, lui avait cédé et avait continué à se renverser; par suite de ce renversement il s'était trouvé appliqué immédiatement sur le second, lui avait transmis sa propre impulsion et avait continué à le déjeter à son tour. Dès ce moment le mécanisme de la formation simultanée de deux pieds-bots nous était révélé.

Mais ce n'était évidemment là qu'une partie de ce qu'il fallait découvrir. Souvent, en effet, les enfans naissent avec un seul pied-bot ; or, comment se fait-il que l'autre reste dans son état normal ? Quelle est la cause de cette différence? Pourquoi cette sorte de choix lorsque toutes les circonstances paraissent les mêmes pour l'un comme pour l'autre pied? Nous pensions bien que la cause devait nécessairement se trouver dans une situation particulière affectée aux deux pieds, mais ce n'était qu'une présomption, nous n'avions encore devers nous aucune preuve directe de la réalité de cette manière de voir : cependant dans le courant de la même année, six mois après environ, le hasard vint encore à notre secours et nous tira d'embarras. Un enfant nous fut présenté, il n'était âgé que de deux jours : il nous fut par conséquent facile de le pelotonner et de lui faire prendre la position qu'il avait dans la matrice ; il alla même au devant de nos désirs, car il prit de lui-même cette position aussitôt que nous lui eûmes laissé toute la liberté de ses mouvemens.

Nous reconnûmes alors que les deux jambes avaient été croisées dans la matrice, la droite passant au devant de la gauche. Voici ce qui avait eu lieu : le pied gauche appuyant par son talon sur la fesse droite, n'avait pu subir aucune déformation, aussi offrait-il une configuration normale. Le droit, au contraire, était croisé au devant de l'autre de manière que son calcaneum reposait à faux sur la face dorsale de celui-ci, un peu au-dessous et en dehors de l'articulation tibio-tarsienne, juste au niveau du cuboïde. Il est résulté de là que la matrice venant à presser directement sur le pied droit, l'a renversé et a produit la difformité sur laquelle nous étions appelé à donner notre avis. Le pied gauche, nous le répétons, n'offrait rien de particulier, si ce n'est une dépression correspondant au point sur lequel le talon droit avait porté.

Tout se conçoit donc facilement; il suffit de jeter un coup d'œil sur la fig. 4. Du reste la mère de l'enfant a éprouvé, pendant sa grossesse, les mêmes symptômes que la précédente : comme chez celle-ci, son ventre était petit, sa taille mince, son bassin peu large; comme chez celle-ci une douleur fixe s'était fait sentir vers l'épigastre , même pesanteur au col utérin , même disette du liquide amniotique ; en un mot c'était une répétition identique. Nous déclarerons même ici pour éviter des redites fastidieuses , que toutes les femmes qui ont accouché d'enfans affectés de pieds-bots , ont présenté les mêmes circonstances : il n'y en a que quatre exceptions sur plus de soixante que nous avons déjà eu l'occasion d'observer ; nous dirons même tout-à-l'heure comment ces quatre exceptions ne sont qu'apparentes et comment on peut les rattacher au même principe.

Est-il besoin d'entrer dans de longs développemens pour interpréter les symptômes que nous venons d'indiquer ? Mais rien de plus simple. L'absence de l'eau une fois admise , tout est palpable , tout s'explique de soi-même. Et en effet , pendant les premiers temps de la grossesse , le fœtus très petit relativement à la quantité du liquide qui remplit l'amnios , nage librement dans la cavité de cette membrane et exécute des mouvemens dans tous les sens ; la mère les perçoit , mais sans douleurs , parce que le liquide en atténue la force. Alors aussi les membres du fœtus ne peuvent subir aucune déformation de la part de la matrice , parce que sa pression est rendue uniforme et s'exerce également sur tous les points , toujours par l'intermédiaire de ce même liquide. Mais que par des circonstances particulières et sur la nature desquelles nous n'avons encore malheureusement aucune donnée précise , cette atmosphère dans laquelle l'enfant est plongé , vienne à diminuer d'une manière notable , oh ! alors les mouvemens atteignent directement la matrice et y déterminent de la douleur ; alors aussi le ventre doit nécessairement être plus petit. Ajoutons d'un autre côté , comme un fait général , qu'à mesure qu'on approche davantage du terme de la grossesse , non seulement le fœtus devient plus volumineux , mais encore la quantité du liquide amniotique devient relativement moins considérable ; or, ces deux circonstances concourent à resserrer l'espace dans lequel le fœtus est renfermé et par conséquent donnent d'autant plus prise à l'action compressive de la matrice que la différence sera devenue plus grande. Poursuivons :

Lorsque la poche de l'amnios est remplie d'eau, peu importe que la forme du fœtus diffère de celle de la matrice ; la pression exercée par celle-ci est uniforme et la même sur tous les points. Lorsque l'eau, au contraire, vient à manquer ; les résultats sont tout-à-fait différens : alors, en effet, une pression plus forte doit nécessairement se faire sentir sur les points les plus saillans de l'ovoïde que représente le fœtus, c'est-à-dire à ses deux extrémités. Si donc il se trouve placé verticalement dans la cavité utérine, ainsi que cela a presque toujours lieu, cette pression sera plus forte en haut et en bas, et partant il sera facile de se rendre raison et de la douleur fixe que les femmes ont ressenti vers l'épigastre et du sentiment de pesanteur qu'elles ont accusé vers le col de la matrice. Que si, au contraire, l'enfant est placé en travers, le siège des symptômes doit nécessairement changer. C'est en effet ce que nous avons eu l'occasion d'observer chez une femme dont l'enfant présentait le ventre et chez laquelle on fut forcé de faire la version. Cette malheureuse avait eu une gestation extrêmement pénible ; au sixième mois une douleur fixe se fit sentir au dessous de chaque hypocondre et les mouvemens du fœtus la rendaient quelquefois si vive, qu'elle arrachait des cris à la mère ; d'autres fois elle provoquait un long évanouissement. Il est à peine utile de rappeler ici que l'enfant était affecté de deux pieds-bots et qu'il y eut absence à peu près complète d'eaux, lors de l'accouchement. Pour compléter cette observation, nous ajouterons que la douleur était bien plus vive à droite qu'à gauche : nous nous sommes rendu compte de cette différence, par la situation même du fœtus dont les pieds répondaient au côté droit. Nous avons constaté, en effet, maintes et maintes fois, que le point de la matrice correspondant aux pieds du fœtus était toujours bien plus douloureux que celui qui touche à la tête ; c'est tout simple, la différence de forme des deux extrémités de l'ovoïde explique suffisamment la différence des symptômes.

Mais encore une question à poser : Pourquoi les pieds seuls se trouvent-ils déviés et jamais les mains, ou du moins presque jamais ? quelle est la cause de cette différence ? Elle consiste particulièrement, ainsi que M. Cruveilher l'a fait remarquer avec raison, dans la différence même de structure des organes; c'est certainement parce que le carpe est composé d'un plus grand nombre d'os que le tarse ; parce que ces os sont mobiles les uns sur les autres; parce que les ligamens qui les unissent se prêtent plus facilement aux tractions exercées sur eux, et que par cette raison même, ils reprennent plus promptement leur situation respective. Disons aussi avec l'auteur que nous venons de citer, et c'est là pour nous la raison principale, que le carpe n'est pas comme le tarse, encaissé dans la facette correspondante de l'avant-bras, comme un tenon dans une mortaise, et qu'à cause de cela il ne peut éprouver, dans sa rangée anti-brachiale, de déformation analogue à celle du pied-bot.

Mais ce n'est pas tout : le membre supérieur situé dans le sens du petit diamètre de l'ovoïde, là où par conséquent la pression est presque nulle, se trouve encore protégé par la tête qui supporte à elle seule tout l'effet de la pression, tandis que les pieds sont au contraire dans des conditions tout-à-fait inverses. Nous voyons cependant que M. Cruveilher cite un exemple de renversement de la main en dedans, dans lequel le carpe avait abandonné la cavité radia-carpienne, et nous venons d'observer un cas de flexion très prononcée de la main sur l'avant-bras, mais sans luxation. (fig. 11.)

L'absence des eaux de l'amnios étant admise comme cause première du pied-bot, et la pression de la matrice comme cause efficiente, reste maintenant à dire le mécanisme général de la formation des différentes espèces. Voici comment nous le comprenons : la pression produit des résultats variables suivant qu'elle rencontre les pieds dans l'extension ou dans la flexion. Si le pied est dans l'extension, quelque légère qu'elle soit, son extremité antérieure et son bord externe en contact avec la matrice, sont poussés en bas et en dedans ; c'est le premier effet produit ; la cause continuant d'agir l'organe en totalité suit l'impulsion donnée et se porte de plus en plus dans l'adduction et de là la production du pied-bot en dedans (Varus), (Voyez fig. 2, 3, et 4) qui est, sans contredit, l'espèce qu'on observe le plus souvent. Le pied-bot en dehors (Valgus) au contraire qui est assez rare et que nous n'avons rencontré que trois fois, s'explique également par l'action de la matrice, mais avec cette différence que la cause a commencé à agir sur le pied lorsqu'il était en état de flexion. Nous démontrerons plus tard, en effet, que le flexion et l'abduction sont des mouvemens qui coïncident ordinairement. On comprendra donc alors aisément que la matrice poussant toujours l'organe dans ce sens, puisse finir à la longue par porter sa pointe tout-à-fait en haut et en dehors. (Voyez fig. 5.)

Quand au *pied-équin*, nous n'en parlons pas, parce que, comme nous l'avons déjà dit, nous n'en avons pas encore observé de naissance. Au reste, s'il est facile de concevoir sa formation par suite d'une contracture des muscles du mollet ou d'une paralysie de ceux de la partie antérieure de la jambe, on comprendrait difficilement qu'une pression de la matrice fût assez uniforme pour amener un pareil résultat, lorsque dans cette situation, le pied a par lui-même tant de tendance à se renverser en dedans.

Malgré qu'il résulte de tout ce qui précède que, pour nous, la cause première du pied-bot doit être rapportée à l'absence plus ou moins complète des eaux de l'amnios, parce qu'alors le fœtus n'est plus protégé contre l'action de l'utérus, il ne faut pas conclure que nous pensons que cette déformation existe nécessairement dans tous les cas d'accouchement à sec. Il peut arriver, en effet, que cette absence d'eaux ne soit survenue que pendant les derniers temps de la grossesse et qu'alors le renversement n'ait pas eu le temps de s'effectuer. Nous ne pensons pas davantage qu'il soit impossible qu'un enfant naisse pied-bot, lors même que la mère rend pendant l'accouchement une quantité d'eau considérable ; or nous ne voyons rien qui empêche d'admettre qu'à telle ou telle époque de la gestation, la sécrétion de ce liquide, d'abord suspendue sous l'influence des causes dont nous n'avons pas encore le secret, reprenne plus tard toute son activité par des causes opposées ; dans ce cas, l'enfant pourra venir au monde avec les pieds déviés, parce que la difformité sera formée avant la réapparition du fluide amniotique. Mais alors la cessation de la douleur fixe à l'épigastre et de la pesanteur au col de l'utérus, jointe au changemens brusques qui se sont passés dans le volume du ventre de la mère, auront déjà servi d'avertissement, et loin d'infirmer notre théorie, ne feront au contraire que lui donner une nouvelle force. Il y a plus, c'est qu'un accoucheur, attentif à cette succession de symptômes, pourra souvent à l'avance annoncer le résultat ; en voici un exemple :

Une malade confiée aux soins du D'r Arnal, Mme V...,

ressentit vers le sixième mois d'une première grossesse, une douleur au côté droit de l'épigastre. Cette douleur, d'abord peu vive, allant successivement en augmentant, ne tarda pas à devenir insupportable à chaque mouvement que faisait l'enfant ; le ventre alors était si petit que cette dame était persuadée qu'elle s'était trompée sur son état, qu'elle n'était pas enceinte, et que les symptômes qu'elle éprouvait devaient plutôt être rapportés à une maladie. On eut beaucoup de peine à lui persuader le contraire. Cependant vers le huitième mois les douleurs diminuèrent rapidement, cessèrent même tout-à-fait et le ventre acquit une volume considérable. Dès les premiers jours du neuvième mois les mouvemens de l'enfant ne furent plus perçus, et une fois encore cette dame douta de sa grossesse, mais les douleurs de l'enfantement ne tardèrent pas à détruire son erreur ; elle rendit une énorme quantité d'eaux et elle accoucha d'un enfant mâle affecté d'un double renversement du pied en dedans, ainsi que nous l'avions craint en réfléchissant sur les circonstances que nous venons de signaler.

Pour prévenir tout reproche d'exagération qu'on ne manquerait pas de nous adresser, et avec raison, nous déclarons ici que nous sommes loin de penser que l'absence des eaux de l'amnios soit la cause unique du pied-bot, seulement nous croyons qu'elle est la plus fréquente. Nous admettrons volontiers avec le professeur *Cruveilher* que, dans certaines situations du fœtus, quelques parties de son corps peuvent mettre obstacle à la direction naturelle des pieds (voyez fig. 6), mais nous ne pouvons partager l'opinion de cet habile observateur, quand il avance que c'est constamment ainsi que s'effectue ce genre de difformité. Nous pourrions citer en effet un grand nombre de faits directement opposés à sa manière de voir. Au surplus nous pourrions peut-être sans trop d'exagération faire rentrer dans notre théorie même les deux cas si remarquables de pieds-bots rapportés par M. Cruveilher ; car il ne parle pas des eaux rendues par la mère, et dès-lors nous serions en droit de supposer qu'elles étaient en petite quantité. Il y a plus, on ne comprendrait pas même sans cela que la difformité eût pû être si considérable ; on ne comprendrait pas que la tête de l'enfant ait pu à elle seule dévier à ce point les pieds, si la matrice immédiatement appliquée sur elle, ne l'avait fortement poussée contr'eux. Nous pensons donc que le mode de formation du pied-bot, indiqué par l'auteur dont nous parlons, loin d'être constant n'est qu'exceptionnel. Voici du reste un exemple remarquable de cette difformité qui ne peut être rapportée simplement à l'absence des eaux de l'amnios ; nous l'avons observé avec le Dr Baudelocque neveu. Un enfant naît avec deux pieds-bots en dedans, et cependant sa sortie a été précédée d'un écoulement considérable d'eaux, et cependant la mère a éprouvé pendant la gestation une douleur fixe et très vive au point précédemment désigné ! Eh bien ! dans ce cas même nous ne trouvons rien qui combatte notre théorie. C'est qu'en effet l'enfant avait dans la matrice une position toute particulière, c'est qu'il est né ayant les membres inférieurs étendus et relevés le long de la partie antérieure du tronc, c'est que ses genoux étaient ankilosés, c'est qu'enfin ses pieds placés de chaque côté de la tête, dépassaient celle-ci et avaient supporté une forte pression de la part de la matrice. On comprend facilement dans ce cas, comment l'ankilose en s'opposant à la flexion de l'articulation femoro-tibiale a dû concourir puissamment à la production de cette difformité en donnant plus de prise aux efforts qui agissaient pour renverser les pieds. (Voy. fig. 7.)

Puisque nous sommes sur les causes du pied-bot, autres que celles produites seulement par l'absence du fluide de l'amnios, nous rapporterons un cas bien plus curieux encore que le précédent. Il servira à donner une idée du degré d'altération auquel peuvent parvenir les organes par influence réciproque et quand ils se trouvent dans des rapports vicieux. L'enfant dont il s'agit (voy. fig. 8.), avait les deux jambes dans l'extension et les cuisses fortement fléchies sur le bassin; les deux pieds répondaient à la face; le droit, surpris en état de flexion par la joue du même côté, était fortement déjeté en dehors et avait laissé sur elle une empreinte profonde; le talon avait pénétré dans l'orbite, avait refoulé l'œil en arrière et l'avait tellement comprimé qu'il était beaucoup plus petit que dans l'état normal et comme atrophié. La tête de l'enfant elle-même était fortement renversée sur l'épaule droite et celle-ci affaissée et comme rentrée dans le thorax; la clavicule était on ne peut plus déformée; le pied gauche répondait à la joue gauche et comprimé à son tour par les enveloppes fœtules, il avait été renversé en dedans; son talon engagé dans l'orbite correspondant avait amené les mêmes désordres qu'au côté droit, si ce n'est que le pied était varus; le nez, pressé entre les deux calcaneums, avait à peine une forme qui pût le faire reconnaître; enfin la région pariétale gauche de la tête devenue supérieure, par suite de la flexion dont nous avons parlé, n'offrait plus qu'une surface plane et même une légère concavité en arrière. Nous devons avertir pour qu'on soit moins surpris de tant et de si horribles déformations, que cet enfant était le produit d'une grossesse extra-utérine.

Il est d'observation que les enfans jumeaux apportent souvent en naissant quelque difformité dans telle ou telle partie de leur corps et spécialement aux pieds; or il est facile de se rendre compte de cette particularité : c'est évidemment parce qu'ils sont forcés de se développer dans un petit espace; c'est qu'ils se gênent mutuellement; c'est surtout parce que la quantité d'eau contenue dans leur poche respective, est très peu considérable et ne dépasse pas d'ordinaire celle qu'on trouve dans les grossesses simples.

Nous avons remarqué aussi que les enfans qui sont très volumineux au moment de leur naissance, non seulement sont plus souvent affectés de pieds-bots que les autres , mais qu'ils ont encore les jambes arquées en dedans, lors même que d'ailleurs ils ne présentent aucune difformité notable. Eh bien! ici encore l'explication générale que nous avons donnée, trouve une juste application; car ce sont toujours les mêmes circonstances qui amènent des résultats analogues : c'est que , d'une part, l'enfant très volumineux remplit exactement la cavité utérine et par cela même se trouve plus exposé aux pressions directes; c'est que, d'autre part, ces pressions s'exercent simultanément sur les genoux et les pieds qui sont les points les plus saillans de l'extrémité correspondante de l'ovoïde, et de là les courbures dont il s'agit. Mais, il faut le dire, cette dernière difformité est généralement peu considérable et ne tarde pas à disparaître par les efforts seuls de la force de développement dont nous avons parlé, à moins cependant que d'autres causes extérieures ne viennent contrebalancer son heureuse influence.

Lorsque nous avons rapporté l'opinion d'*Amb . Paré* sur l'hérédité des pieds-bots, nous l'avons déjà repoussée, quelque respect que nous ayons d'ailleurs pour les travaux consciencieux de ce célèbre chirurgien. C'est qu'en effet il ne donne aucune preuve à l'appui. Nous n'avons jamais eu l'occasion d'observer un seul cas de ce genre, et nous connaissons au contraire deux femmes qui ont cette difformité et qui cependant ont accouché d'enfans ayant les pieds parfaitement bien conformés. Au reste il devait nécessairement en être ainsi, à moins qu'elles ne se fussent trouvées dans les conditions que nous avons indiquées, c'est-à-dire qu'elles eussent manqué de liquide amniotique. C'est une preuve de plus que la difformité qui nous occupe ne dépend pas d'un vice général, mais bien d'une cause physique et purement locale ; c'est une preuve de plus en faveur de notre théorie.

Nous ne pouvons pas terminer, Messieurs, sans faire remarquer combien tout ce que nous venons de dire sur l'étiologie du pied-bot congénial, touche de près à la belle théorie que M. *Geoffroy-Saint-Hilaire* a si bien développée sur les monstruosités humaines. Elle y trouverait au besoin une confirmation, si déjà son auteur ne l'avait entourée de toutes les preuves que peuvent fournir et les faits sagement interprétés et le raisonnement quelquefois plus puissant que les faits. Mais, dira-t-on peut-être, ce ne sont certainement pas des brides placentaires qui retiennent le pied et lui font prendre la direction vicieuse qu'il offre dans son renversement en dedans ou en dehors. C'est vrai ; mais l'auteur de la philosophie anatomique n'a pas seulement parlé des brides placentaires, il a aussi insisté sur l'absence des eaux de l'amnios comme condition première des monstruosités et comme favorisant la formation des adhérences. En outre, voyez quelle coïncidence remarquable existe entre les symptômes qu'il a décrits à l'occasion d'un monstre podencéphale et ceux que nous avons signalés : Joséphine (c'est la mère du podencéphale en question), a éprouvé pendant tout le temps de sa grossesse de grands malaises, des douleurs dans le côté droit et des vomissemens fréquemment réitérés ; le ventre était si petit qu'elle en fut très affectée, au point même de s'attendre à une couche extraordinaire. Du reste, ajoute M. Geoffroy-Saint-Hilaire, une coquille de noix, au dire de Joséphine, eût recueilli tout le liquide amniotique qu'elle rendit lors de l'accouchement. Remarquons aussi que, pendant sa grossesse, cette femme s'était livrée aux travaux les plus rudes et qu'elle avait souvent porté de lourds fardeaux. Or, il résulte aussi de nos recherches que la plupart des femmes qui ont accouché d'enfans affectés de pieds-bots, s'étaient trouvées ordinairement dans des circonstances analogues. Nous avons également remarqué qu'il en était de même pour les femmes qui s'efforcent, par des pressions inconsidérées, de cacher leur grossesse, et ainsi pour celles qui dans le but de maintenir le plus long-temps possible leur taille dans ses dimensions primitives, ont recours au même moyen. C'est ainsi que la nature, qui rarement laisse violer ses lois, sait les punir sans distinction : les unes des tentatives dangereuses de leur trop tardive pudeur, les autres d'une coquetterie plus condamnable encore.

Au reste, nous pourrions citer un exemple de déformation du pied qu'il nous paraît impossible d'expliquer autrement que par des brides placentaires. Voyez, en effet, un enfant que nous avons eu l'occasion d'examiner avec M. le professeur Cloquet, indépendamment d'un arrêt de développement aux pieds, présentait trois sillons profonds à la jambe droite. L'un d'eux était situé à la partie supérieure, le second à la réunion du tiers inférieur avec les deux tiers supérieurs, et le troisième au niveau de l'articulation tibio-tarsienne. Cette observation semble au premier coup d'œil identique avec celle dont nous avons déjà parlé page 16 ; elle en diffère pourtant d'une manière essentielle. Chez l'enfant dont nous venons de parler, les sillons formaient chacun un cercle entier et se trouvaient complétement isolés les uns des autres, tandis que dans la première observation, ils étaient disposés en spirale. Or, on comprend très bien que l'enroulement du cordon ombilical autour du membre ait pu produire ce dernier résultat ; mais il est impossible qu'il ait pu former les trois cercles complets et isolés dont nous venons de parler ; car il y aurait eu nécessairement une dépression intermédiaire à chacun d'eux, et pourtant cette dépression manquait. Il faut, pour expliquer leur formation, chercher autre chose que l'action du cordon. Eh bien! il ne répugne nullement d'admettre que chacun d'eux est le résultat de l'action d'une bride placentaire qui aura produit un étranglement circulaire; que par suite de cet étranglement, la circulation aura été gênée, comme dans le cas d'enroulement du cordon, et que de là sera résulté l'arrêt de développement des pieds. Que si on objecte que ce n'est là qu'une hypothèse et qu'à l'accouchement on n'a trouvé aucune trace de ces brides, nous répondrons d'abord que l'explication, d'après les recherches de M. Geoffroy Saint-Hilaire, paraît tout au moins probable, et que si on n'a pas trouvé les débris des brides placentaires, c'est qu'elles auront été rompues aussitôt que les forces du fœtus lui auront permis d'exécuter des mouvemens un peu énergiques et que la résorption s'en sera ensuite emparée. Au reste, ce n'est que faute d'une explication péremptoire que nous nous sommes arrêté à celle-là, et nous sommes tout prêts à l'abandonner, si on nous en donne une autre plus probable et plus rationnelle. (Voyez fig. 10.)

Chaussier nous a appris que sur 23,293 enfans de tous sexes reçus à la maternité dans l'espace de cinq ans, 132 étaient affectés de difformités quelconques, et que parmi ce nombre 37 seulement présentaient un renversement du pied dans un sens ou dans l'autre. Il résulte donc de ce renseignement que sur 629 enfans, un seul naît pied-bot.

D'après M. Bouvier, sur 80 cas de pieds-bots congéniaux recueillis dans les auteurs et dans sa clientelle particulière, les 2|5 étaient doubles; 1|3 siégeait au pied gauche et 1|4 au droit. Sur 60, les 3|5 ont été observés sur des garçons et les deux autres cinquièmes sur des filles.

Quoique le résultat de nos propres observations se rapproche de celui de notre honorable confrère sous quelques rapports, il offre cependant des différences assez notables pour que nous croyions nécessaire de les faire connaître. Ainsi sur 61 cas, 26 étaient doubles et 35 simples ; parmi ceux-ci 18 existaient au pied droit et 17 au pied gauche. Relativement au sexe : 45 appartenaient à des garçons et 16 à des filles.

Nous devons donc conclure de nos chiffres, en opposition de ceux de M. Bouvier, que la déviation du pied droit, loin d'être moins fréquente que celle du pied gauche, l'emporte au contraire un peu sur elle, et que la proportion des garçons aux filles est un peu plus forte en faveur des premiers. Cette dernière particularité s'explique du reste facilement dans notre système ; c'est uniquement parce que les garçons sont généralement plus volumineux que les filles, et que pour cela même ils sont plus exposés, toutes choses égales d'ailleurs, à être pressés par la matrice.

En résumé, nous croyons, messieurs, avoir démontré dans ce mémoire :

1° Que les opinions diverses qui ont été émises par les auteurs sur la cause du pied-bot congénial, sont pour la plupart contradictoires et sans fondement ;

2° Que la condition première de sa formation est une absence plus ou moins complète des eaux de l'amnios ;

3° Que conséquemment à cette absence, la matrice, en pressant directement sur les pieds, devient la cause efficiente de leur renversement, et que pour que celui-ci ait lieu, il est nécessaire qu'il y ait coïncidence dans ces deux causes ;

4° Que les déviations produites par quelque obstacle apporté directement sur les pieds du fœtus par les autres parties de son corps, par exemple, le menton, comme dans les observations citées par M. Cruveilher, peuvent être encore rattachées à l'explication que nous avons donnée ;

5° Que l'absence des eaux de l'amnios et le pied-bot qui en est la suite, s'annoncent pendant les derniers mois de la gestation par des symptômes particuliers qu'il est toujours facile d'apprécier;

6° Que toutes les variétés du pied-bot peuvent rentrer dans la théorie du développement, sinon, comme représentant en réalité un état normal à quelque époque de la vie intra-utérine, du moins par la disposition de toutes les parties constituantes du pied qui offrent toujours une gracilité remarquable et une sorte d'atrophie ;

6° Enfin, que si, d'un autre côté, la théorie des monstruosités par des brides placentaires ne peut s'appliquer complétement et dans tous les cas au renversement dont il s'agit, il y a cependant cela de commun que l'absence des eaux de l'amnios est une condition nécessaire dans l'un et l'autre cas.

RAPPORT

FAIT PAR MM. CRUVEILHER, BRESCHET ET VILLENEUVE.

MESSIEURS,

Vous nous avez chargés, MM. Breschet, Villeneuve et moi, de vous faire un rapport sur un travail de M. Ferdinand Martin, chirurgien-orthopédiste, ayant pour titre *Mémoire sur l'étiologie du pied-bot;* c'est ce rapport que je vais avoir l'honneur de vous soumettre au nom de votre commission.

Telle est, messieurs, la connexion intime qui existe entre la pratique et la théorie, entre les faits et les idées, qu'il est bien difficile que l'esprit s'arrête dans la contemplation pure et simple des phénomènes isolés, et qu'un lien commun ou une théorie ne surgisse pas à notre insu de leur rapprochement.

Cette vérité, messieurs, trouve son application dans le travail dont je suis chargé de vous présenter l'analyse critique. C'est en s'occupant d'appareils propres à remédier à la difformité connue sous le nom de pied-bot, que M. Ferdinand Martin, que vous ne connaissez encore que par les inventions ingénieuses dont il a enrichi l'art de l'orthopédie, a été conduit, sur le mécanisme de la production du pied-bot, à une théorie, sinon inattaquable, au moins bien plus probable, bien plus satisfaisante que celles qui sont généralement adoptées : cette théorie, c'est la pression exercée contre le fœtus par les contractions utérines, en raison de l'absence plus ou moins complète du liquide amniotique.

Voici, d'ailleurs, la manière dont M. Martin raconte que sa conviction s'est formée à cet égard.

Un enfant qui venait de naître avec deux pieds-bots en dedans lui ayant été adressé par Dupuytren, M. Martin fut frappé de voir cet enfant se pelotonner spontanément et donner à son corps la forme ovoïde qu'il avait affectée dans la cavité de l'utérus : les cuisses se fléchirent sur le bassin, les jambes sur les cuisses, et les pieds vinrent d'eux-mêmes s'appliquer contre les fesses et se croiser incomplètement l'un sur l'autre dans l'attitude du pied-bot : ce pelotonnement spontané n'était-il pas la nature prise sur le fait dans la production du pied-bot? Le mécanisme de cette déformation lui apparut comme un trait de lumière : évidemment le pied-bot était le résultat d'une pression directe exercée par l'utérus sur l'extrémité pelvienne du fœtus; mais cette pression supposait nécessairement l'absence plus ou moins complète des eaux de l'amnios. Et, en effet, l'accouchée avait eu un ventre peu volumineux pendant tout le cours de la grossesse; à dater du sixième mois, elle avait ressenti une douleur fixe vers la région épigastrique et une pesanteur continuelle vers le col de l'utérus : chaque mouvement de l'enfant lui faisait éprouver une sensation pénible ; et c'est à peine si, au moment de l'accouchement, il s'était écoulé deux cuillerées de liquide.

Dans l'observation dont je viens de présenter le résumé, l'enfant était né avec deux pieds-bots ; mais, dans un grand nombre de cas, il n'y a qu'un seul pied-bot; pourquoi cette espèce de choix lorsque toutes les circonstances paraissent identiques pour les deux pieds? Le raisonnement disait qu'il pouvait se faire que l'un des pieds échappât par une position particulière à la compression utérine; mais dans les sciences de faits, le raisonnement doit toujours recevoir la sanction de l'expérience; or, la preuve directe ne tarda pas à se présenter. Un enfant naquit avec un seul pied-bot, du côté droit, et fut présenté à M. Martin le deuxième jour de sa naissance ; dégagé de ses langes et abandonné à la spontanéité de ses mouvemens, l'enfant se pelotonna et prit la position qu'il avait dans la matrice. On vit alors la jambe droite se placer, en la croisant, au devant de la jambe gauche ; on comprit que le pied gauche n'avait pas pu être déformé, car son talon reposait en plein sur la fesse droite ; tandis que le pied droit, placé au-devant du pied gauche et son calcaneum reposant à faux sur la face dorsale de celui-ci, au niveau du cuboïde, avait dû supporter seul l'effet des contractions de l'utérus.

Les renseignemens pris auprès de la mère donnèrent les mêmes résultats que pour le cas précédent : même défaut de développement de l'abdomen, même douleur épigastrique, même sentiment de pesanteur au col utérin pendant les derniers mois de la grossesse, même disette du liquide amniotique.

Dans tous les cas de pieds-bots congéniaux qui se sont présentés à M. Martin depuis cette époque (et le nombre s'élève à 60), il a observé les mêmes phénomènes, excepté dans quatre observations ; encore, dans ces quatre cas exceptionnels, M. Martin admet-il que l'exception n'est qu'apparente.

L'absence plus ou moins complète des eaux de l'amnios une fois admise comme cause première du pied-bot, et la pression de la matrice comme cause efficiente, le pied-bot et ses variétés s'expliquent de la manière la plus satisfaisante ; si la pression rencontre les pieds dans l'extension et l'abduction, double mouvement qui coïncide presque toujours, le pied-bot aura lieu en-dedans (*varus*) c'est le cas le plus ordinaire ; si le pied, au contraire, est pressé dans le sens de la flexion et dans l'abduction, le pied-bot aura lieu en dehors (*valgus*). On conçoit que la pression, s'exerçant sur le pied porté dans l'extension, aura pour résultat *le pied équin*, vice de conformation que M. Martin croit à tort n'être jamais congénial.

Voilà, messieurs, la substance du mémoire de M. Martin, dont la conclusion générale peut se résumer en ces termes : le vice de conformation, connu sous le nom de pied-bot, est le

résultat de la pénurie des eaux de l'amnios et consécutivement de la pression directe exercée par l'utérus sur l'extrémité pelvienne du fœtus.

Mais M. Martin a voulu aller plus loin et mettre, pour ainsi
dire, sa doctrine sous le patronage de quelques unes des théories scientifiques qui sont en possession de rallier de nos jours
la majorité des savans ; et je dois dire qu'il a été malheureux
dans le choix qu'il a fait d'une théorie générale, lorsqu'il veut
rattacher le pied-bot à l'arrêt de développement. Qu'est-ce
donc que la théorie de l'arrêt de développement appliqué au
pied-bot ? Certes, l'auteur n'a pas voulu dire qu'à une époque
quelconque de la vie intra-utérine, le fœtus présente normale-
ment la conformation connue sous le nom de pied-bot ; une
pareille proposition ne serait pas soutenable ; mais, il a voulu
dire, et il a dit, en effet, que sous l'influence de la pression
exercée par l'utérus sur les pieds du fœtus, ces organes con-
servaient une gracilité remarquable, qui appartient à une époque moins avancée de la grossesse : il s'ensuivrait que l'arrêt
de développement du pied-bot ne serait autre chose qu'une
atrophie, que cet arrêt de développement, au lieu de dominer
toutes les autres causes, serait dominé par elles, qu'il serait
effet et non cause ; effet de la diminution des eaux de l'amnios et de la pression exercée par l'utérus. J'avoue que je ne
comprends plus la théorie de l'arrêt de développement réduite
à de pareilles proportions.

Qu'il me soit permis de le dire, on a étrangement abusé
dans ces derniers temps de l'arrêt de développement pour expliquer les vices des conformation et les monstruosités ; cet
arrêt de développement rend un compte on ne peut plus satis-
faisant de quelques-uns de ces vices de conformation : par exemple, de la persistance du trou de batal, de la position du tes-
ticule dans l'abdomen ; il s'en faut bien qu'elle puisse légiti

mement s'appliquer à tous les cas dans lesquels on l'a fait intervenir, ainsi le bec de lièvre simple ou double n'est jamais un arrêt de développement; car, à aucune époque de la vie fœtale, la lèvre, la mâchoire supérieure, le voile du palais du fœtus ne présentent la division simple ou multiple qui constitue ce vice de conformation; ainsi les hernies ombilicales congéniales ne sont pas des arrêts de développement; car à aucune époque de la vie fœtale, à moins de vice de conformation, les intestins ne sont logés hors de l'abdomen.

Mais je reviens à mon sujet : plusieurs objections directes peuvent être faites à la théorie de M. Martin sur le pied-bot, voici les principales :

1º Est-il bien constaté que dans tous les cas de pied-bot il y a eu pénurie des eaux de l'amnios ?

N'a-t-on pas constaté au contraire que, dans un grand nombre d'accouchemens à sec, comme on le dit, les enfans sont venus parfaitement conformés, tandis qu'on a vu des pieds-bots entourés d'une grande quantité de liquide amniotique ?

En vain M. Martin, qui a prévu l'objection, cherche-t-il à la rétorquer en disant que dans l'accouchement à sec sans pied-bot, il peut très bien se faire que l'absence du fluide amniotique n'ait eu lieu que vers la fin de la gestation et qu'alors le renversement n'ait pas eu le temps de se faire, de même que la coïncidence de la présence d'une grande quantité d'eau avec un fœtus pied-bot serait expliquée par la pénurie des eaux dans les premiers temps et par une sécrétion très abondante dans les derniers temps de la grossesse, alors que le renversement du pied était effectué : en vain M. Martin cite-t-il à l'appui de cette manière de voir un fait qui lui parait très probant, nous ne pouvons voir dans ce raisonnement qu'un subterfuge de l'esprit et non la réfutation sérieuse d'un argument qui subsiste dans toute sa force.

Je continue les objections :

2° Est-il bien constaté que les jumeaux apportent plus souvent que les autres enfans des vices de conformation et spécialement des pieds-bots, parce qu'ils sont forcés de se développer dans un petit espace et que la quantité d'eau contenue dans l'utérus pour les deux œufs réunis, ne dépasse pas notablement la quantité d'eau qu'on rencontre dans la grossesse ordinaire ?

3° Est-il vrai que les enfans qui sont très volumineux au moment de leur naissance, non-seulement sont plus [souvent affectés de pieds-bots, mais que lors même qu'ils sont bien conformés, ils présentent les jambes fortement arquées en-dedans, disposition qui semble le premier degré du pied-bot?

4° Est-il vrai que le nombre de garçons affectés de pieds-bots soit plus considérable que celui des filles , et que cette différence tienne à ce que les garçons sont généralement plus volumineux que les filles , toutes choses égales d'ailleurs?

5° Est-il bien constaté que les femmes qui cherchent à cacher une grossesse illicite à l'aide de pressions considérables exercées sur l'abdomen ou celles qui par une coquetterie coupable veulent maintenir leur taille pendant la grossesse, donnent bien plus souvent naissance à des enfans pieds-bots que les femmes qui se trouvent dans les conditions ordinaires?

Voilà des questions que M. Martin résout par l'affirmative, mais sans donner à l'appui les élémens de sa conviction.

Ces objections, messieurs, sont tellement graves qu'elles ont constamment arrêté les hommes de l'art qui ont eu la même idée que M. Martin et qui se sont contentés de la présenter comme une simple assertion ou une hypothèse. Ces objections ont également arrêté le rapporteur de votre commission qui , dans un travail sur le même sujet, n'a fait que glisser légèrement sur la diminution des eaux de l'amnios, comme cause du pied-bot, pour chercher dans l'attitude du fœtus la cause d'un vice de conformation de cette espèce qu'il avait sous les yeux. Vous me pardonnerez de citer ici le passage extrait de l'anatomie pathologique du pied - bot ; car il fera mieux ressortir quel était le point de départ de M. Martin. « Si l'on jette les yeux sur la figure 1, planche « 2 (1), on sera convaincu, beaucoup mieux que par tous les » raisonnemens, que le pied - bot tient à une cause méca= » nique, à une position défectueuse, à une compression qui » ne permet pas au membre dévié de se développer dans » la direction qui lui est naturelle. Mais quelle est la cause » comprimante? est-elle dans l'utérus lui-même ? est - elle » dans quelque agent extérieur qui exercerait sur le fœtus » une pression médiate ? Il semble, au premier abord, que » dans le cas *où les eaux de l'amnios sont peu abondantes,* » *l'utérus puisse, par ses contractions toniques et actives,* » *agir d'une manière fâcheuse sur une ou plusieurs parties du* » *fœtus.* Mais, d'une part, on a vu des pieds-bots naître au » milieu d'un flot de liquide très considérable (j'ai recueilli » dans ma pratique particulière un fait de ce genre extrême- » ment probant) ; d'une autre part, qui n'a eu occasion de » voir un grand nombre d'enfans parfaitement bien confor- » més venir pour ainsi dire à sec? Quant aux influences » extérieures, tel est le mécanisme du liquide de l'amnios, » que le fœtus ne saurait éprouver aucun dommage par les » chocs et compressions, à moins de rupture de la poche des » eaux, lors même qu'il ne serait entouré que par une petite » quantité de liquide. C'est ainsi qu'on voit tous les jours des » enfans parfaitement conformés, naître de femmes qui » avaient reçu dans le cours de la gestation des coups vio-

(1) *Anatomie pathologique du corps humain*, 2e livraison in-fol., pl., 2, 3, 4.

» lens sur l'abdomen, ou qui, pour cacher une grossesse
» illicite, avaient exercé sur cette cavité une pression consi-
» dérable et permanente. Mais si la déviation ne peut être
» expliquée ni par l'utérus lui-même, ni par les agens exté-
» rieurs, où sera donc la cause comprimante? La figure 1 le
» dit (1): cette cause est dans le fœtus, qui devient pour une ou
» plusieurs parties de lui-même un corps résistant, inflexible:
» ainsi, dans le cas actuel, les jambes, au lieu d'être fléchies
» en arrière sur les cuisses, sont restées étendues et appliquées
» sur la région antérieure du tronc; il en est résulté que
» les pieds, arcboutés sous le menton, ont dû se renverser en
» dedans sur le tibia. De là, le pied-bot; mais la compression
» n'ayant pas été la même sur les deux pieds, la difformité
» lui est exactement proportionnelle. Ainsi le pied droit est
» plus renversé que le pied gauche; bien plus, il est atrophié.
» La jambe droite est plus courte que la gauche; elle est aussi
» moins volumineuse. Enfin, l'articulation du genou, du
» même côté, n'ayant pu se fléchir en arrière, s'est fléchie en
» avant, dans le sens de l'extension, d'où un diastolis congé-
» nial. Voyez encore les deux mains renversées sur le bord
» radial des avant-bras, comprimées entre les jambes et les
» avant-bras, et présentant exactement l'aspect des pieds-bots.
» Ici, même observation que pour les pieds; l'inégalité de
» compression a entraîné l'inégalité dans les effets. Il y a une
» absence complète du pouce, du premier métacarpien et du
» trapèze du côté droit; intégrité parfaite de tous les os de la
» main gauche. »

Telle est, Messieurs, la manière dont le rapporteur de votre
commission avait envisagé le mécanisme de la production du
pied-bot. La compression exercée par l'utérus sur le produit

____

(1) Voyez fig. 1re.

de la conception, même en admettant l'absence plus ou moins complète des eaux de l'amnios, même en admettant des violences et des constrictions extérieures, ne lui paraissait pas suffisante pour expliquer la déviation du pied-bot; il fut conduit par deux faits particuliers, auxquels il pourrait en ajouter un troisième, à considérer comme cause efficiente de cette difformité une attitude du fœtus telle qu'il devienne par une ou plusieurs parties de lui-même un corps résistant propre à maintenir ces parties dans une direction vicieuse.

Ces deux faits bien positifs, et deux faits du même genre que l'auteur du mémoire rapporte avec détail, ont conduit M. Martin à apporter quelques restrictions dans sa théorie, et à admettre que l'absence des eaux de l'amnios n'est pas l'unique cause du pied-bot, et que dans certaines situations du fœtus, quelques parties de son corps, le menton, la tête peuvent mettre obstacle à la direction naturelle des pieds. Cependant il croit pouvoir faire rentrer ces cas exceptionnels eux-mêmes dans sa théorie, bien que dans l'un d'eux une grande quantité d'eau se soit écoulée; attendu, dit-il, que dans la position forcée où l'enfant se trouvait, les jambes étendues au devant du tronc et les pieds débordant la tête, la matrice pouvait presser directement sur les extrémités de l'ovoïde très alongé qu'ils représentaient.

Ce que je viens de vous dire, Messieurs, suffit pour faire apprécier le mérite et l'importance du travail de M. Martin : vous le voyez, grace aux travaux des observateurs modernes et surtout de M. Geoffroy-St-Hilaire, nous sommes bien loin de l'époque où les vices de conformation, et le pied-bot en particulier, étaient rapportés à l'imagination de la mère ou à une conformation primitivement défectueuse des germes. Le point important était d'affranchir la théorie du pied-bot de toutes ces causes occultes, métaphysiques, qui ont exercé une si fatale influence sur les diverses branches de l'art de guérir : le point important, c'était d'établir que le pied-bot tenait à une cause mécanique, à une pression exercée sur les pieds de l'enfant. Maintenant que cette pression tienne à l'absence plus ou moins complète des eaux de l'amnios, à des contractions exercées sur l'abdomen de la mère, à une attitude vicieuse, peu importe ; la théorie est toujours la même quant au fond. Les faits particuliers viendront ensuite pour en donner le complément. Eh bien ! malgré les justes objections que votre commission a faites à la théorie de M. Martin, cette théorie lui paraît sinon mathématiquement démontrée, au moins infiniment plausible et pouvant s'appliquer à la grande majorité des cas. L'attitude vicieuse du fœtus lui paraît pouvoir seule rendre compte d'un certain nombre de faits ; mais on conçoit que si l'attitude vicieuse coïncide avec l'absence des eaux de l'amnios, la pression sera bien plus efficace. Ainsi se trouve réfutée la théorie de Duverney, réhabilitée par Delpech, qui considérait le raccourcissement originaire des muscles et des ligamens comme la cause première du pied-bot, et cette opinion assez singulière de Delpech, qui a avancé que tout pied-bot avait commencé par être pied équin. La déviation des muscles et des ligamens est bien évidemment dominée par la déviation des os, ainsi que l'a parfaitement établi Scarpa, nous ajouterons que cette déviation des os est dominée par une pression extérieure ; ainsi le traitement du pied-bot doit se borner à redresser des parties accidentellement déviées, à les redresser immédiatement après la naissance ; car plus on attendra, plus il sera difficile de rendre les formes normales aux os déformés par une attitude vicieuse longtemps continuée. Ainsi, théoriquement parlant, il n'y a rien à *diviser* pour la curation du pied-bot ; il n'y a qu'à *redresser*, et, le redressement une fois commencé, les muscles rendus à leur direction naturelle par rapport aux os, compléteront le rétablissement du membre. Donc, théoriquement parlant, la section du tendon d'Achille n'est nullement indiquée dans le pied-bot engénéral.

Votre commission pense que bien que l'idée que M. Martin a émise sur la cause de la production du pied-bot, savoir l'absence plus ou moins complète des eaux de l'amnios, ne soit pas nouvelle, elle n'en appartient pas moins à M. Martin.

Car le véritable inventeur n'est pas celui qui émet vaguement une idée sans la rattacher à rien, sans en faire ressortir l'importance; en ce sens, toutes ou presque toutes les découvertes auraient été faites.

L'inventeur est celui qui exhume une idée ancienne mais, oubliée, tout aussi bien que celui qui proclame une idée nouvelle, qui la met en relief, et montre sa corrélation avec un certain nombre de faits qu'il lui subordonne, et à ce titre, M. Martin a tout l'honneur de l'invention.

Son mémoire est d'ailleurs le fait d'un homme consciencieux. On voit que l'auteur a marché pas à pas à la suite des faits ; que, timide d'abord, sa conviction n'est devenue pleine et entière que lorsqu'elle a été, pour ainsi dire, subjuguée par l'évidence des faits. L'histoire de la science relativement à son sujet : les idées d'Hippocrate, de Paré, de Dionis, de Duverney, de Desbordeaux, de Scarpa, de Divernois, de Delpech, de Chaussier et autres sont rapportées avec exactitude, réfutées avec franchise; mais avec cette mesure qui va si bien aux discussions scientifiques et qui ne lui ôte rien de ses avantages.

Un fait piquant qui ressort de cet aperçu historique, c'est que la doctrine d'Hippocrate est celle qui se rapproche le plus de la vérité, ou si l'on veut des théories modernes, et plus particulièrement de celle de M. Martin. Je ne puis résister au plaisir de citer ce passage, dont les termes sont tellement clairs qu'il n'a nullement besoin pour être compris de l'interprétation des commentateurs : (Ed. de Foës, tom. II, art. de la Génération). « Il y a encore une manière dont les enfans » sont mutilés, c'est lorsque *la matrice est trop étroite* ; les » mouvemens de l'enfant, qui est fort tendre, se passant dans » un lieu où il est trop serré, il faut bien que les membres s'y » mutilent. Il en est ainsi des racines qui viennent dans la » terre ; quand il n'y a pas assez de fond ou qu'elles rencon- » trent quelques pierres ou tout autre corps dur, ne devien- » nent-elles pas toutes tortueuses, grosses dans un endroit, » minces dans l'autre ! Eh bien ! il en arrive de même au fœ- » tus dans la matrice, si quelque partie de son corps se trouve » plus serrée que l'autre. »

Je conclus, en proposant à l'Académie, au nom de la commission, d'accueillir avec faveur le travail de M. Ferdinand Martin, de lui adresser des remerciemens et de l'encourager dans ses travaux.

BRESCHET, VILLENEUVE,
CRUVEILHER, rapporteur.

Imprimerie de D'Urtubie et Worms, rue St-Pierre-Montmartre, 17.